JN069832

💡 臨床が変わる！

医療AI

編著
SAKATANI KAORU
酒谷 薫
東京大学

📖 シンプル・レクチャー・ブック

Clinical Practice Will Change!
Simple Lecture Book on Medical AI

- ○ 機械による「学習」とは？
  - ○ 深層学習・画像認識のしくみ
    - ○ 自然言語処理とChatGPT

これからの医師に
必須のAIリテラシー！

株式会社 新興医学出版社

Clinical Practice Will Change !

Simple Lecture Book on Medical AI

Kaoru Sakatani

©First edition, 2024 published by
SHINKOH IGAKU SHUPPAN CO., LTD., TOKYO.
Printed & bound in Japan

はじめに

　近年，AI（人工知能）は私たちの日常生活の中に急速に浸透してきています．車の運転支援，自動翻訳，音声認識，顔認証，家電製品など，多くの領域で AI の応用が進んでおり，医療分野でもその進化は目覚ましいものとなっています．画像診断，ゲノム医療，手術支援など，医療 AI は私たちの日常の診療にも影響を与えるようになっています．

　そして，最近では ChatGPT（チャットジーピーティー）という AI が注目を集めています．ChatGPT は，高い精度でユーザーの質問に答える生成 AI で，OpenAI によって開発されました．ChatGPT は，医療分野への応用も期待されており，リアルタイムに的確なアドバイスが提供できるようになるかもしれません．この進化により，医師や医療従事者の役割も変わる可能性があります．まさに ChatGPT の登場により，AI の新しい時代が幕を開けたと言えるでしょう．

　しかし，このように身近になっている AI の基本原理について理解が追いついていない方も多いのではないでしょうか．そのため，本書は数式に不慣れな一般の臨床医や医療従事者にもわかりやすく，イラストを多用して直感的に理解できるように工夫しています．

　AI の進化には，主に機械学習という技術が鍵を握っており，特にディープラーニング（深層学習）と呼ばれるアルゴリズムが高い性能を発揮しています．これを理解するためには，機械学習やディープラーニングの基礎を知ることが欠かせません．私自身も臨床医として，数式は得意ではありませんが，機械学習やディープラーニングの基本的な概念は理解してきたつもりです．これらの基礎を押さえることで，医療 AI が情報を学習し判断する仕組みが理解できるようになるでしょう．

　AI の進化に伴って人間が「AI に使われる」「AI に支配される」という危険性が指摘されています．AI のメリットが，逆にデメリットを生み出す可能性があるのです．この問題を解決するためには，医療従事者，

エンジニア，倫理専門家，法律家など，さまざまな関係者が継続的に対話し，AI技術の導入に関する意見交換や調整を行うことが重要です．このような議論に参加するためには「AIリテラシー」が必要なのです．医師などの医療従事者もAIに関する最低限のことを身に付ける必要があります．これが本書の目的の1つなのです．

　本書は，前半でAIの基本，特にディープラーニングの概念を学び，後半では最新のトピックスに触れる構成になっています．私自身が臨床医としてAIやディープラーニングの理解を深めていく過程を経て執筆したもので，教科書のような堅苦しいものではなく，エッセイのように読み進めていただけることを願っています．

　2024年5月
東京大学高齢社会総合研究機構
酒谷　薫

CONTENTS

88002-931 JCOPY

第 1 章

AI の基礎

　人工知能（AI）は，医療分野においては画像診断支援，カルテからの疾患診断，ウエアラブルデバイス情報による健康状態の推定，創薬などさまざまな分野で急速に応用が進んでいます．今後，AI 技術はさらに進歩し，医療分野に革命をもたらすことが予想されています．

　このような状況に対処するために，医師にも「AI リテラシー」が求められているのです．AI リテラシーとは，AI に関する基本的な概念や原則を理解し，AI 技術を適切に活用し，その効果を評価する能力のことを意味しています．AI リテラシーを身に付けることにより，医師と AI が連携し，相互補完的な役割を果たすことによって，より高度な医療ケアを提供することができるのです．

　本章では，AI・医療 AI の基本的な概念や AI の心臓部となる深層学習について解説します．

　AI（Artificial Intelligence）は，明確な定義が存在せず，一般的にはヒトの知能を模倣し，複雑なタスクを実行するためのコンピュータシステムを指します．AIは，論理推論，問題解決，学習，意思決定，自然言語処理などの能力を持つことをめざしています．

　AIの中で重要な役割を果たしているのが機械学習（Machine Learning）です．機械学習は，コンピュータがアルゴリズム✝（計算方法）を用いてデータから学習し，予測や判断を行う手法です（なお，✝を付した用語は巻末の「いまさら聞けないAI用語」で取り上げたものです）．具体的には，多量のデータを用いてモデル✝を訓練し，そのモデルを新しいデータに適用して予測や分類を行います．言い換えれば，機械学習は「仮説検証型」解析法とは異なり，自らパターンや規則を見つけ出す「仮説探索型」分析の一形態と言えます．この能力によって，データから見えない関係性やパターンを抽出し，新たな知識や予測モデルを構築することが可能となります．

　深層学習（Deep Learning）は，機械学習の一分野であり，最も新しい計算方法です．これは従来の機械学習との大きな違いがあります．通常の機械学習では，人間がデータの「特徴量」✝を指定する必要がありますが，深層学習ではコンピュータ自体がデータから特徴を自動的に抽出し学習を進めます．例えば，犬の顔を認識する画像処理の場合，従来の手法では「鼻」「目」「口」などの特徴を人間が事前に定義する必要がありました．しかし，深層学習では多数の犬の画像を与えることで，自動的に特徴を抽出し学習することが可能です．これは，人間の子供が犬を何度も見ているうちに，自然に犬の特徴を他の動物（例えば猫）と区別できるようになるプロセスに似ています．深層学習の特長は，階層的なネットワーク構造を用いてデータの複雑な特徴を学習する能力であり，画像認識や自然言語処理などの分野で優れた成果を上げています．

1-2　医療 AI とは？

　一般に AI 技術を医療分野に応用することを医療 AI と呼んでいます．私たち臨床医の視点から，医療 AI によりどのように日常診療が変わっていくのか考えてみましょう．

　現在，医療 AI で最も実用化が進んでいるのは，AI による画像診断支援です．例えば，単純 X 線撮影による，骨折，肺炎，腫瘍などの検出です．最近では COVID-19 の診断においても利用されました．また，MRI，CT などの画像診断における，脳，心臓，腹部などの臓器の異常の検出に AI は活用されています．MRA による未破裂脳動脈の検出にも威力を発揮しています．その他にも，マンモグラフィによる乳がんのスクリーニング検査，あるいは糖尿病網膜症や網膜疾患の眼底撮影にも応用されています．

　画像診断 AI は，病巣の見落とし防止や読影精度の向上に加えて，読影時間を短くし，診断業務を効率化する効果も期待されています．

　このような画像診断 AI は，2022 年度の診療報酬改定により保険適用されることになりました（「人工知能技術（AI）を用いた画像診断補助に対する加算（単純・コンピュータ断層撮影）」）．今後，AI を用いた画像診断支援は，医療分野にさらに普及すると思います．

1-3　医療 AI のメリット

　さて医療 AI によって，臨床医の日常診療でどのようなメリットが生まれるのでしょうか？　臨床医が患者を診察するプロセスから考えてみましょう．医師は患者の現病歴，既往歴，家族歴，理学的所見などに基づいて必要な検査（血液検査，画像検査など）を行います．これらのデータを総合的に判断して診断をします．この時，医師の持つこれまでの経験と医学的知識が重要になります．つまり，臨床経験が豊富で，最新の医学的知識を持った医師ほど正確な診断ができますが，臨床経験も医学的知識も不足して

いる研修医では，正確な診断ができず，指導医の支援が必要となります．

　医療 AI は，臨床経験と医学的知識が豊富な指導医の役割を果たすことができるのです．どんなに優れた医師であっても，医療のすべての分野に精通することは不可能ではないでしょうか？

　医療 AI であればそれが可能になるのです．つまり，AI に臨床経験と医学的知識を学習させるのです．具体的には，患者の現病歴，既往歴，家族歴，理学的所見，各種検査などの医療データと診断の間の関係性を学習させるわけです．

1-4　医療 AI システムの基本構造

　医師は，自らの臨床経験や医学的知識に基づいて，患者の医療情報を解析し，診断を導き出しますが，このプロセスは 2 段階になっています．まず，「学習」です．医師は，臨床経験や医学的知識に基づいて，患者の医療データと診断の関係性を学習していきます．この過程の中で，脳内の神経回路は，入力（医療データ）に対して出力（診断）が出てくるように変化します．この過程は神経可塑性（neural plasticity）として知られています．次に，新患の診断です．医師は，新患を診察して得られた医療情報を脳に入力します．すると，学習した神経回路に基づいて診断（出力）を導き出すわけです（図 1a）．

　じつは，AI でもこれと同じことを行っているのです．まず，ニューラルネットワークに医療情報（入力）と診断（出力）の関係性を学習させます．つまり，医療情報と診断が紐づけられたデータ（教師データと呼びます）をたくさん集めてきて，それを用いてニューラルネットワーク（数式）に学習させるのです（「数式がどのようにして学習するのか？」と疑問に思われるかもしれませんが，1-7 数式のトレーニングで詳細に述べます）．次に，学習したニューラルネットワークに新患の情報を入力すると，診断（出力）が算出されるのです（図 1b）．人間の医師との違いは，入力の医療情報も出力の診断もデジタル化されていることです．

88002-931

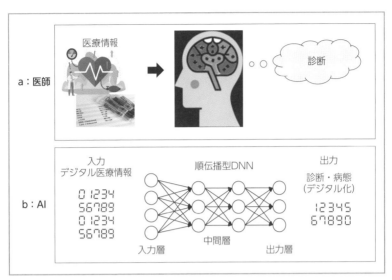

図1 ヒト脳と人工知能（AI）の違い

　ある時点の医療情報から診断を導き出す場合は，順伝播型ニューラルネットワークを使います．これは深層学習の最も基本的なモデルになります．また，将来の病気の変化（予後）を予測する場合は再帰型ニューラルネットワークを用い，画像診断には畳み込みニューラルネットワークを用います．また，最近，急速に普及しているChatGPTのような生成AIにはトランスフォーマー（Transformer）アーキテクチャを用います．このように機械学習アルゴリズムを使い分けることにより，これまで不可能であったことができるようになるのです．各アルゴリズムの特徴については，第2〜4章で詳しく説明します．

1-5　医療AIの課題

　しかし，AIを医療に応用する上で注意しなければならないことが3つあります．
　まず，教師データの質の問題です．ニューラルネットワークは教師データを用いて学習しますが，ニューラルネットワーク自体

は教師データが正しいのか，間違っているのかを見分けることができません．間違った教師データを使ってニューラルネットワークを学習させると，間違った診断をする「藪医者AI」ができかねないのです．ネット上の医学情報は，偏ったものも少なくありません（データバイアス）．ネット上の医療情報を用いて学習させることには注意が必要です．

もう1つの問題は，AIには「暗黙知」を学習させることができない点です．暗黙知とは，非言語的な形で存在する知識や理解の形態を指します．医療においては，知識やスキルなどの情報が明示的に説明されたり言葉で表現されたりするのではなく，個人の経験や直感に基づいて他者に伝承される技術が少なくありません．AIは，「形式知」，すなわち言葉，数式などで明確に表現された知識や情報しか学習させることができないのです．

最後に医療倫理の問題です．医療AIの導入には，次のような倫理上の問題点が指摘されています．まず，プライバシーの問題です．医療AIは大量の患者データを用いますが，これらのデータの適切な保護が不可欠です．患者の個人情報や医療記録が漏洩する可能性があるため，データセキュリティが極めて重要な課題です．

次に，医師とAIの関係性です．AIが診断や治療の一部を担う場合，医師の役割や責任が変化する可能性があります．今後，医師の専門知識とAIの組み合わせに関するガイドラインの策定が課題になります．

医療AIの管理上の問題もあります．医療AIモデルは継続的な監視と更新が必要です．新たなデータや知識が利用可能になると，AIモデルもそれに適応する必要があります．

これらの問題点は，医療AIの実装と発展に関する議論や規制の一部として考慮されており，倫理的な原則とガイドラインの策定が進行中です．

88002-931

1-6 機械の「学習」とは？

　では，再び AI の基本的な説明に戻ります．

　AI はヒトの脳と同じように「学習」しますが，ここで言う「学習」とはどういう意味でしょうか？

　一般に，わたしたちが「学習」という用語を使うときには2つの意味があります．1つは記憶．何か新しいことを記憶することを学習と言います．もう一つの学習の意味は「訓練（トレーニング）」です．例えば，ゲームを考えてみましょう．新しいゲームができるようになるためには，そのゲームの規則を単に記憶するだけでは不十分です．ゲームを繰り返し行う「訓練（トレーニング）」によりゲームのコツがわかり，ゲームに勝つ能力を身につけることができます．

　例えば，野球のバッティングの練習で考えてみましょう（図2）．最初はなかなかバットにボールが当たらずに空振りしていても，繰り返しトレーニングすることにより，バットを振るタイミングや力の入れ具合がわかり，ボールを打てるようになります．このようなトレーニングを繰り返すことにより，脳のニューラルネットワークのシナプス結合が強くなるところと逆に弱くなるところができて，脳の学習が終了するわけです．AI の深層学習とはまさしく「訓練（トレーニング）」のことなのです．

1-7 数式のトレーニング

　次に，機械学習の数式がトレーニングにより，どのように学習し，進化していくのか考えてみましょう．

　例えば，ある実験により，入力 x と出力 y がセットになったデータが n 個計測されたとします．この入力と出力との関係を表す規則がわかれば，ある値を入力したときの出力の値を推定することができます．

　この入力 x と出力 y の関係を次のような k 次の多項式で考えてみます（森　康久仁：機械学習の基礎と医用画像への応用．医用

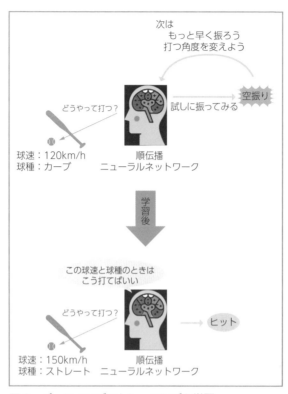

図 2　バッティングのトレーニングと学習

画像情報学会雑誌 35：42-47，2018 を参考).

$$f(x) = w_0 + w_1 x + w_2 x^2 + \dots + w_k x^k$$

を考えると，問題は n 個のデータから多項式の係数 $w_0, w_1, \dots w_k$（これを「パラメータ」という）を決定することであり，機械学習ではこれを「学習」と呼んでいる場合が多いです．そして，これらの $w_0, w_1, \dots w_k$ の値は，脳のニューロンネットワークにおけるシナプスの結合強度に対応します．多くの入力 x と対応する出力 y のデータセット[†]を用いつつ，特定の入力 x に対する出力 y の値を，真の値に近づけるように $w_0, w_1, \dots w_k$ の値を調整していくのです．この過程を「学習」と表現するのです．

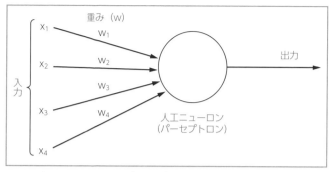

図 3　人工ニューロン（パーセプトロン）
入力（x）とシナプス結合の重み（w）の和（$\sum_{i=1}^{4} w_i x_i$）と閾値の関係により出力（1, 0）が決定される.

　つまり，人間の脳では，バットがボールに当たるようにいろいろな神経のシナプス結合の強度が変わりますが，数式では，パラメータ（$w_0, w_1, ... w_k$）の値が真値になるように調整するのです.
図 2 ではバットがボールに当たる状態が「真値」になるのです.

1-8　人工ニューロン（パーセプトロン）

　人間の脳は多数のニューロンによって構築されており，同様に，人工知能も人工ニューロン（パーセプトロンとも呼ばれる）によって構築されています（図 3）. これらの人工ニューロンは互いに結合し，ニューラルネットワークを形成し，脳の機能に相当する処理を行います. ニューロン同士はシナプスを介して結合し，電気信号を伝達します. これを人工ニューロンの観点から考えてみましょう.
　図 3 では，1 つの人工ニューロンに対して 4 つの入力信号（x_1, x_2, x_3, x_4）が入るモデルを示しています. 各々の入力信号に対するシナプス結合の強さ（重み）を w_1, w_2, w_3, w_4 とすると，入力の総和は $\sum_{i=1}^{4} w_i x_i$ で表されます. この総和がニューロンの発火する閾値を超えると出力が 1（発火する）となり，閾値を超えない場合は 0（発火しない）となります. このように，人工知能は人間

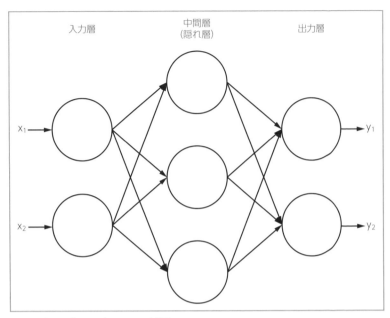

図4　多層パーセプトロンの構造

の脳のニューラルネットワークを数学的にモデル化したものであり，その仕組みを模倣しています．

1-9　AIにおけるニューラルネットワーク

　AIが人間の知能を模倣するためには，人間の脳と同様にニューラルネットワークを構築する必要があります．そのために，人工ニューロン（パーセプトロン）を複数結合させて多層構造にしたものが多層パーセプトロンです．この構造は入力層，中間層（または隠れ層），そして出力層から成り立っており（図4），白丸で示されているものがパーセプトロンです．各パーセプトロンは他のすべてのパーセプトロンと結合しています．

　この多層パーセプトロンは，異なる層の間で情報を伝達することで，複雑なパターンや特徴を学習し，処理する能力を持ちます．入力層では外部からの情報が受け入れられ，中間層はこれらの情

88002-931 JCOPY

報を組み合わせて抽象的な特徴を学習し，最終的に出力層で意味のある結果が得られます．

　この多層パーセプトロンをさらに改良し多重に連結させることで中間層を厚くしたニューラルネットワークは，深層学習とも呼ばれ，画像認識や自然言語処理などの分野で驚異的な成果をあげています．深層学習は，中間層が3層以上の多層構造を持つニューラルネットワークを指します．

　図4のような階層的な構造によって，複雑な問題を解析し，高度なタスクを実行する能力が実現されています．深層学習は，大量のデータと計算リソースを活用して，抽象的な特徴やパターンを自動的に学習するため，現代のAI技術の進化を牽引する重要な手法となっています．

　まず，入力層が情報を受け取り，その情報は中間層（または隠れ層）に伝達されます．中間層は，大脳皮質の層構造に類似しており，層の数を増やすことでより複雑な情報処理が可能になります．ニューロンの数や中間層の数を増やすと，情報処理能力が向上しますが，同時に必要なメモリや演算量も増加します．

　出力層では，入力層と中間層で重みを掛け，活性化関数で処理された値が示されます．この出力は，ニューラルネットワークの処理結果や予測結果を表します．層を通じて情報が逐次的に変換され，最終的に目的に応じた出力が得られる仕組みです．この階層的な構造と各ニューロンの結合荷重の学習により，さまざまな複雑なタスクを実行する能力が実現されています．

1-10　ニューラルネットワークの学習方法

　ニューラルネットワークを学習させるには次の3つの方法があります．

1）教師あり学習（Supervised Learning）

　教師あり学習は，学習データに正解を与えた状態で学習させる手法です．つまり，入力用のデータと出力用のデータが対になっ

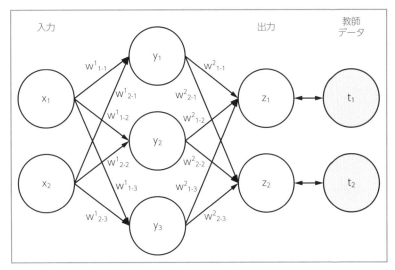

図5 機械学習アルゴリズムにおける教師あり学習の学習方法

ている学習用データを使用します．教師あり学習では，ある入力 x を入れた時の出力 z の値が教師データ（真値）に近づくように $w_0, w_1, \ldots w_k$（重みパラメータ）の値を調整していきます（図5）.

　教師あり学習は，回帰問題と分類問題に分けられます．回帰問題は，出力が実際の値であるものを指します．一方，分類問題は，出力がカテゴリであるものです．これは，「赤」や「青」，または「病気」や「病気でない」などのように，数値化されていない結果を予測する問題です.

　教師あり学習は，教師データを提供することでモデルを学習させるため，学習精度が高くなり，学習速度も速いという利点があります．しかし，教師データが存在しない分野では利用できず，また教師データの品質が低い場合は学習精度が低下するという欠点もあります．このため，特に医療分野では，教師データの用意や品質管理が重要な要因となります.

2）教師なし学習（Unsupervised Learning）

　教師なし学習は，学習データに正解（真値）が存在しない学習

88002-931 JCOPY

手法です．この手法は，教師あり学習で取り組む回帰や分類の問題には適用できません．代わりに，データの内部構造や関連性を発見し，そのパターンや特徴を分析することを目指します．その中でも代表的な手法が「クラスタリング」です．

　クラスタリングは，データの特徴に基づいて似たもの同士をグループに分ける手法です．例えば，迷惑メールの分類が挙げられます．各メールには迷惑メールか通常のメールかというラベルは付いていませんが，文中の単語や特徴から迷惑メールらしさを判別し，類似するメールをグループにまとめることが可能です．

　教師なし学習は，教師データがないために推定の精度[†]が低くなる傾向があります．しかしながら，この手法の利点として，新たな予想外のパターンや関連性を発見することができるほか，正解や不正解が明確でない状況にも適用できる点が挙げられます．データの内部構造を明らかにするための手法として重要な役割を果たしています．

3) 半教師あり学習（Semi-supervised Learning）

　半教師あり学習は，教師あり学習と教師なし学習の中間に位置するアプローチです．この手法は，ラベルの付いた教師データとラベルのないデータを組み合わせて学習するものであり，データ収集の手間を減らすために有効です．

　この手法では，少ない教師データしかなくても，教師あり学習だけよりも高い精度を達成できる可能性があります．半教師あり学習は，回帰問題や分類問題を解決するためにも適用され，データの収集やラベリングのコストを抑えつつ，モデルの性能向上を実現する手段として活用されています．

　具体的には，まず教師なし学習によって特徴表現を獲得し，それを基に教師あり学習を行う方法があります．

第 2 章

深層学習の基本モデル

　本章では，深層学習の最も基礎的なモデルの順伝播型ニューラルネットワーク（FNN）を中心に，モデルの構成や性能評価法などについて解説します．FNN は，入力層，中間層（または隠れ層），出力層から構成されています．データは入力層から中間層を通って一方向に伝播し，最終的に出力層で予測や分類結果が生成されます．

　深層学習モデルの性能評価には，精度，損失関数，適合率，再現率などの指標が用いられます．モデルが学習を行う場合，訓練データに過度に適応してしまい，新しいデータに対する汎用性が低下する「過学習」の問題があります．この問題に対処する方法として，大規模なデータセットを用いて事前に訓練する「プレトレーニング」，および特定のタスクに対して訓練する「ファインチューニング」があります．

　順伝播型ニューラルネットワーク(Feedforward Neural Network：FNN) は，情報が一方向に層から層へと順に伝播していくネットワークです（図6）．入力データが入力層に与えられ，それが中間層（または隠れ層）を経て最終的に出力層で結果が得られる仕組みです．中間層では，入力データが重みとバイアスによって変換され，活性化関数を通じて次の層に伝えられます．このプロセスによって，データの特徴が階層ごとに抽象化されていき，最終的な出力が生成されます．

　FNN の理解は，他の高度なアルゴリズムやモデル，例えば次章でふれる畳み込みニューラルネットワーク（Convolutional Neural Network：CNN）や，第 4 章の再帰型ニューラルネットワーク（Recurrent Neural Network：RNN）などへの理解にも役立ちます．深層学習の概念とアーキテクチャを把握することで，これらのアルゴリズムの動作や応用にもより一層深い理解が得られるでしょう．

2-2 FNN の応用例

　FNN を用いて健診情報から認知障害リスクを推定する方法を

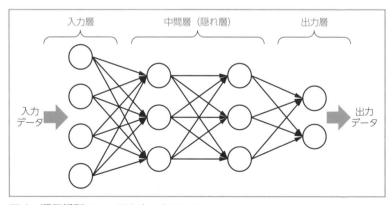

図 6　順伝播型ニューラルネットワーク

88002-931 JCOPY

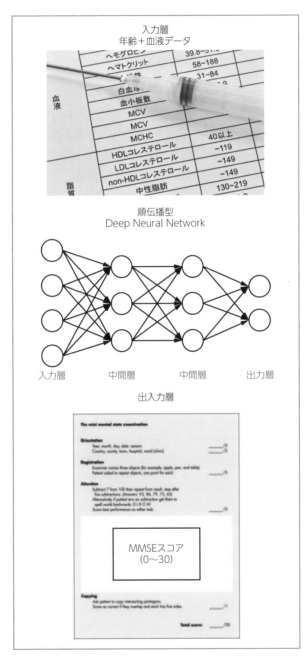

図7　順伝播型ニューラルネットワークを用いた認知機能
の推定

紹介します（図7）（酒谷　薫，大山勝徳，胡　莉珍：一般血液検査データによる認知症リスク判定法の開発．アルツハイマー病発症メカニズムと新規診断法・創薬・治療開発（新井伊平監）．エヌ・ティー・エス，東京，p.167-174, 2018, K. Sakatani, K. Oayama, L.Hu：Deep Learning-based screening test of cognitive impairment using basic blood test data for health examination. Front Neurol 11：588140, 2020 を参考）．この研究は，認知障害と全身性代謝障害の関係性に基づいて，生活習慣病などの代謝障害を反映する一般血液検査データを用いて認知障害リスクを推定する方法です．

　順伝播型ニューラルネットワークの入力層に血液データおよび年齢，出力層に認知機能を示す Mini-Mental State Examination（MMSE）スコア（0～30）を入れて学習させました．学習には，某リハビリ病院の血液検査データと MMSE スコアがセットになったデータを使用しました．この学習により，FNN により推定された MMSE スコアが教師データ（実際に計測した MMSE スコア）に近づくように，ニューラルネットワークのパラメータが調整されます．

2-3　深層学習モデルの性能評価

　新たに開発した深層学習モデルを実地臨床に応用する前に，そのモデルがどの程度の診断能力や予測精度を有するのか検証する必要があります．

　そのような深層学習モデルの性能を評価するためには，さまざまな統計的手法や評価指標が使用されます．以下に，深層学習モデルの性能評価に一般的に使用される統計的手法や評価指標のいくつかを示します．

1）交差検証（Cross-Validation）

　交差検証[†]は，データセットを複数の部分に分割し，それらを交互に訓練データとテストデータに使用する手法です．主な方法にはk分割交差検証（k-fold cross-validation）があります（図

8). 交差検証を通じてモデルの汎化性能を評価し，過学習や適切なハイパーパラメータ[†]の設定を判断します．

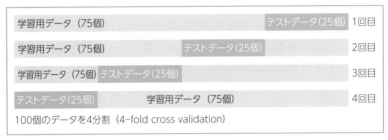

図8 k分割交差検証

2) 精度（Accuracy）[†]

分類タスクにおいて，正しく分類されたサンプルの割合を示す指標です．具体的には次の式で示されます．

$$\text{Accuracy} = \frac{\text{正しく分類されたサンプルの数}}{\text{全サンプルの数}}$$

その他の評価指標として，感度（Sensitivity）[†]と特異度（Specificity）[†]があります．これらは，分類モデルの性能をより詳細に評価するための指標です．

①感度（Sensitivity）：これは真陽性率（True Positive Rate：TPR）とも呼ばれ，モデルが正しく正のケース（例：病気）をどれだけ識別できるかを示します．計算式は以下の通りです．

$$\text{感度（Sensitivity）} = \frac{\text{True Positives（TP）}}{\text{True Positives(TP)}+\text{False Negatives（FN）}}$$

ここで，True Positives（TP）は，正のケースを正しく正と識別した数を示します．一方，False Negatives（FN）は正のケー

スを誤って負と識別した数です．例えば，病気なのに非病気と識別してしまった数です．

②特異度（Specificity）：これは真陰性率（True Negative Rate：TNR）とも呼ばれ，モデルが正しく負のケース（例：非病気）をどれだけ識別できるかを示します．計算式は以下の通りです．

$$特異度（Specificity）= \frac{\text{True Negatives（TN）}}{\text{True Negatives（TN）}+\text{False Positives(FP)}}$$

ここで，True Negatives（TN）は負のケースを正しく負と識別した数です．一方，False Positives（FP）は負のケースを誤って正と識別した数です．例えば，非病気なのに病気と識別した数になります．

これらの指標を求めるためには，まず分類モデルを用いて予測を行い，その結果を実際のラベルと比較して，TP，TN，FP，FN の数を算出する必要があります．これらの数値を上記の公式に代入することで，感度と特異度を求めることができます．それぞれの関係は，図 9 のとおりです．

		予測		精度
		陽性	陰性	（Accuracy）
実測	正	真陽性 (TP)	偽陰性 (FN)	感度 (Sensitivity)
	負	偽陽性 (FP)	真陰性 (TN)	特異度 (Specificity)

図 9　感度（Sensitivity）と特異度（Specificity）

3）適合率（Precision）
分類モデルのパフォーマンスを評価するための指標の一つで，

88002-931 JCOPY

正のクラス（Positive Class）に対するモデルの予測の正確さを示します．適合率は，モデルが正と予測したケースの中で，実際に正であるケースの割合を測定します．計算式は次の通りです．

$$適合率（Precision）=\frac{\text{True Positives（TP）}}{\text{True Positives(TP)}+\text{False Positives（FP）}}$$

適合率は，特に偽陽性（False Positive）を避けることが重要な場合に重要な指標であり，感度（Sensitivity）や特異度（Specificity）とは異なる側面を評価します．感度は，実際の正のケースをどれだけ捉えられるかに焦点を当てているのに対し，適合率は正と予測されたケースの中で実際に正しい割合を示します．精度（Accuracy）は，全体の予測の中で正しい予測の割合を示しますが，適合率は特定のクラス（この場合は正のクラス）に限定した予測の正確さを評価しています．

4）平均絶対誤差（MAE）と平均二乗誤差（MSE）

どちらも予測精度を評価する方法です．これらは特に天気予報や株価予測など，何かの数値（連続した数値）を予測するモデルを評価するとき使用されます．

①平均絶対誤差（MAE）：予測した値と実際の値の差（誤差）の絶対値を平均したものです．絶対値を使うので，誤差が正か負かは関係ありません．つまり，予測が実際より高すぎても低すぎても，その大きさだけを見ます．例えば，天気予報で予想された最高気温が実際よりも5度高かったり，5度低かったりした場合，どちらも誤差は5度として計算します．これにより，予測の平均的な「はずれ具合」を知ることができます．

②平均二乗誤差（MSE）：予測の誤差を二乗して平均を取ったものです．二乗することにより，大きな誤差はさらに大きくなりま

す．これは，小さい誤差はあまり重視せず，大きな誤差を避けたいときに有用です．例えば，天気予報で予想された最高気温が実際よりも 2 度の誤差があるときと，10 度の誤差があるときを考えます．MSE では，10 度の誤差は 2 度の誤差よりもはるかに大きな影響を与えます（10 度の誤差は 2 度の誤差の 25 倍の重みを持ちます）．

　これらの誤差指標は，予測モデルがどれだけ実際のデータに近いかを測るためのツールです．MAE が小さいほど，MSE が小さいほど，モデルの予測は実際のデータに近いと言えます．ただし，これらは異なる側面を測るため，どちらが「良い」かはそのモデルを使う状況によります．大きな誤差を特に避けたい場合は MSE を，全体的な誤差の平均の大きさを知りたい場合は MAE を見ると良いでしょう．

5) ROC 曲線と AUC

　ROC（Receiver Operating Characteristic）曲線[†]は医学分野において，特に診断テストの性能評価に広く用いられています．診断テストの診断精度の評価，異なる診断テストの比較，最適なカットオフポイントの決定などに使用されています．ここでは，機械学習モデル，特に分類問題（たとえば病気の有無などの二値分類）でモデルの性能評価に用いる方法について説明していきます．

①ROC 曲線：陽性と判定するカットオフ値を変更しながら偽陽性率（False Positive Rate）に対する真陽性率（True Positive Rate）をプロットします．これにより，異なる閾値でのモデルの性能を視覚的に比較できます．図 10 は，3 種類の機械学習モデル（モデル A，B，C）の ROC 曲線です．点線は，真陽性率と偽陽性率が同じ率，つまりモデルが予測に寄与してないこと示しています．この点線よりも左側の領域にあるほど，真陽性率が偽陽性率よりも高いことを示し，ROC 曲線が左に移動するにつれてより高精度に予測できることを示しています．図 10 のモデル A，B，C

88002-931 JCOPY

の予測精度は，A，B，Cの順序で予測精度が高いと評価できます．

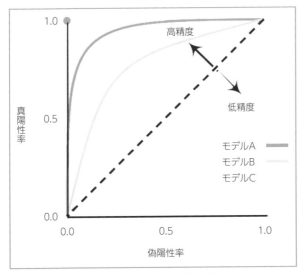

図10　ROC曲線の例（モデル A，B，C）

②AUC🔖：ROC曲線の下の面積（Area Under the Curve）を示します．AUCはモデルの分類性能を数値化する指標で，値が大きいほどモデルの性能が良いとされます．AUCは0から1の間の値をとり，1に近いほど優れた性能を示します．

2-4　過学習（Overfitting）

　モデルが訓練データに対して過剰に適合し，新しいデータに対してはうまく機能しない場合があります．これを「過学習」🔖と呼びます．過学習が発生すると，モデルは訓練データに含まれるノイズや偶然のパターンまで覚えてしまい，未知のデータに対する予測能力が低下します．過学習が発生すると，そのモデルの診断能力が低下し，実際の診断に用いることができなくなります．

　過学習を防ぐためには，以下のポイントに注意する必要があります．

1）トレーニングデータの分割

データを訓練用と検証用に分割し，モデルの学習と性能評価を行います．検証用データを使ってモデルの性能を監視し，過学習の兆候を検出します．

2）モデルの複雑さ

モデルが複雑すぎると，訓練データに過剰に適合する可能性が高まります．シンプルなモデルを選ぶことも1つの方法です．

3）データ拡張

訓練データを変換して増やすことで，モデルが訓練データに過剰に適合するのを防ぐことができます．

4）正則化

過学習を抑制する手法です．モデルの複雑さをコントロールし，モデルの重みを制約することで，過剰適合を防ぎます．つまり，モデルが訓練データに完全に適合することを防ぐことで，新しいデータに対する予測性能が向上します．正則化の強度を調整することが大切です．強すぎる正則化はモデルの性能を低下させる可能性があり，逆に弱すぎる正則化は過学習を防げないかもしれません．

2-5 プレトレーニング（Pretraining）とファインチューニング（Fine-tuning）

これらは，自然言語処理の分野においてよく使われる用語で，大規模なテキストデータを利用してモデルを訓練し，特定のタスクに適用するための手法となります．

なお，自然言語処理については，第4章で詳しく述べますが，コンピュータと人間の自然な言語（言葉や文章）の相互作用を可能にする技術分野です．

以下に，プレトレーニングとファインチューニングの概念と違いを説明します（図11）．

88002-931 JCOPY

1）プレトレーニング（Pretraining）

　プレトレーニング（事前学習）は，大量の一般的なテキストデータ（例えば，インターネット上の記事やウェブページ）を使用して，モデルを事前に学習するプロセスです．この際，モデルは言語の構造や文脈を理解する能力を獲得します．典型的には，トランスフォーマーと呼ばれるアーキテクチャを使用し，モデル内の注意機構がテキストの依存関係や意味的な関連性を学習します．プレトレーニングでは，文書の中の単語やフレーズのパターンを理解するための重みが調整されます．

2）ファインチューニング（Fine-tuning）

　ファインチューニングは，プレトレーニング済みのモデルを，特定のタスクに合わせて微調整するプロセスです．例えば，質問応答や文章生成といった具体的な自然言語処理のタスクにモデルを適用するための調整を行います．ファインチューニングでは，プレトレーニング時に学習された重みを保持しつつ，タスク固有の特徴やニュアンスに適応させるための重み調整が行われます．これにより，モデルは特定のタスクに適切な予測や生成を行うようになります．

　要するに，プレトレーニングとファインチューニングは，一般的な言語理解能力とタスク固有の能力を組み合わせて，高度な自然言語処理タスクを解決するためのアプローチです．

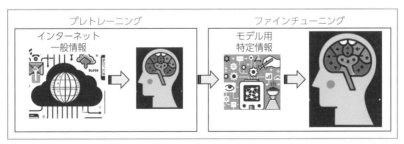

図11　プレトレーニングとファインチューニング

第3章

画像認識と畳み込み
ニューラルネットワーク

　本章では，画像認識分野における成功例となっている畳み
込みニューラルネットワーク（CNN）について解説します．
CNN は医療画像分析などに広く応用されており，医療画像
（X 線，CT，MRI など）における病巣検出や病理組織診断に
有効です．
　CNN は，生物の視覚系に着想を得ており，画像から複雑な
パターンを効果的に識別することができます．CNN の主要
な構成要素は畳み込み層，プーリング層，全結合層です．ま
ず，畳み込み層で特徴を抽出し，次にプーリング層で情報を
凝縮し，最後に全結合層で決定を下すというプロセスにより，
高いレベルの画像認識能力を発揮します．医療画像分析のよ
うな高度な応用において，その精度と効率性が大いに評価さ
れています．

　CNN（Convolutional Neural Network）は，画像認識のために特別に設計されたニューラルネットワークの一種ですが，じつはヒトの目の仕組みに着想を得て設計されているのです．ヒトの目は，犬の写真を見ると，私たちはその毛の色，顔の特徴，体の形などを識別して「これは犬だ」と認識します．このように，私たちの視覚は，画像の特徴を抽出して物体を理解するプロセスを行っていますが，CNN はこのヒトの視覚機能に似た方法で画像を処理し，特徴を抽出しているのです（図12）．

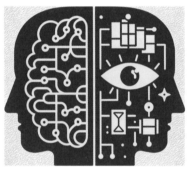

図12　ChatGPT で作成した CNN の概念図

　CNN は3種類の層（畳み込み層，プーリング層，全結合層）が組み合わさって成り立っていますが，各層の役割について，ヒトの視覚機能と対比させながら説明しましょう．

1）畳み込み層

　ヒトの視覚は，小さな領域に注目して特徴を把握することから始まります．CNN の畳み込み層も同じように，画像内の小さな部分に注目して，エッジや模様などの基本的な特徴を検出します．

2) プーリング層

　ヒトの目は，全体の景色を詳細に見なくても大まかな特徴を把握できることがあります．CNN のプーリング層も同じく，画像を縮小して大まかな特徴を把握し，計算を効率的に行います.

3) 全結合層

　ヒトの脳は，目に入ってきた情報を元に物体を識別し，理解します．同様に，CNN の全結合層は，前段階で学習された特徴を組み合わせて画像を分類したり識別したりするのに使われます.

　このように，CNN はヒトの視覚の仕組みに着想を得て設計されており，画像認識のための強力なツールとなっています．しかし，ヒトの視覚はまだまだ複雑で，CNN はその一部分を模倣したものです.

3-3　CNN の 3 層構造の役割

　次に，理解を深めるために，もう少し詳しく説明しましょう.

　畳み込み層の「畳み込み」というのは，画像や音声などの情報を，特徴ごとに分けてみる方法を示しています．まるで，パズルのピースのように，画像を小さなブロックに分けて，それぞれのブロックに含まれる特徴を調べます．例えば，猫の写真を見て，「この写真には猫の耳があるな」「目があるな」という特徴を見つけることができるように，特徴を探すのです（図 13）.

　具体的には，画像の中の特徴を探すために，小さな四角い箱（フィルター）を画像の上を動かしながら，それぞれの特徴を掛け算して足し合わせることを繰り返します．そうすると，新しい画像ができあがるのですが，この新しい画像には，元の画像の中の特徴がより強調されたものが含まれています．このようにして，例えば猫の耳や目など，画像の中に含まれる重要な特徴を見つけることができるのです.

　この過程で生成されるのが「特徴マップ」と呼ばれる新しい画像です.

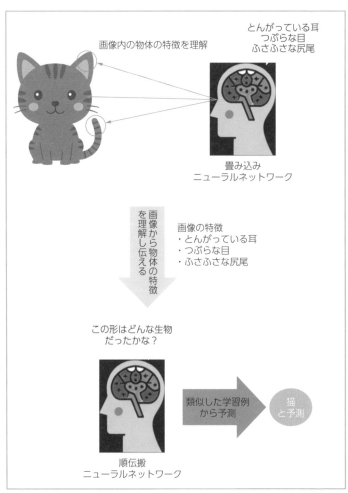

図 13　畳み込みの原理

　次に，「プーリング層」ですが，この層は画像内の特徴を縮小して簡略化する役割を果たします．例えば，最大値を取り出す「Max Pooling」や平均値を計算する「Average Pooling」があります．これにより，画像の解析がより効率的になり，計算量も減ります．

　最後に，全結合層ですが，これは畳み込み層とプーリング層を通じて抽出された特徴をもとに，順伝播型ニューラルネットワー

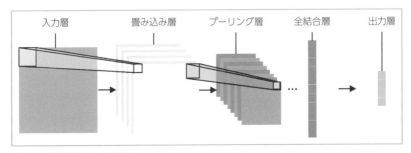

図14　CNN の 3 層構造
(Peng M, Wang C, Chen T, et al.：NIRFaceNet：A Convolutional Neural Network for Near-Infrared Face Identification. Information 7（4）：61, 2016 の図 1 を改変)

ク（2-1）を用いて，最終的な判断や分類を行います（図 13 下段）．例えば，画像が猫なのか犬なのかを決めるのがこの層の役割です．

　簡単に言うと，CNN は畳み込み層とプーリング層において画像の重要な特徴を抽出し，それをもとに，全結合層において順伝播型ニューラルネットワークを用いて，何が写っているかを推定するのです（図 14）．この技術は，顔認識システムなどに使われています．

第4章

自然言語処理と再帰型
ニューラルネットワーク

　本章では，自然言語処理（NLP）の分野における深層学習
の応用として，再帰型ニューラルネットワーク（RNN）の重
要性を解説しています．RNN は，文脈を理解し，文章内の依
存関係を捉えるために使われる技術で，特に文章生成や機械
翻訳などでその能力が発揮されます．これは，言語データの
連続性と関連性を考慮しながら，次の単語やフレーズを予測
するためです．また，RNN は言語処理だけでなく，時系列
データの分析にも応用されています．例えば，日々変化する
株価の予測などに用いられます．このように，言語データと
株価データは一見して異なるものの，その両方が系列データ
であるという共通点を持っており，RNN はさまざまな分野で
のデータ解析や予測に利用されています．

　再帰型ニューラルネットワーク（Recurrent Neural Network：RNN）は，系列データを入力として受け取り，それぞれの時刻において前の時刻の出力を「自己回帰的に再帰する構造」を持っています．平たく言うと，1 つ前の出力が次の入力に影響を与えるようになっているのです．

　株価の変動を予測する例で説明しましょう（図 15）．

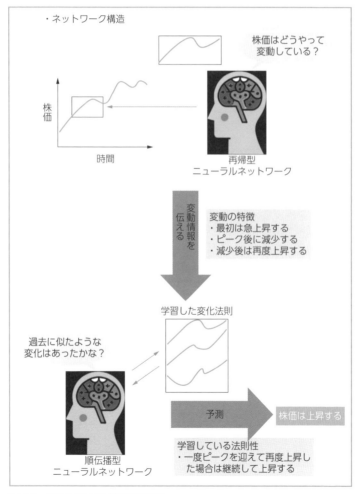

・ネットワーク構造

株価はどうやって
変動している？

株価

時間

再帰型
ニューラルネットワーク

変動情報を伝える

変動の特徴
・最初は急上昇する
・ピーク後に減少する
・減少後は再度上昇する

学習した変化法則

過去に似たような
変化はあったかな？

予測

株価は上昇する

順伝播型
ニューラルネットワーク

学習している法則性
・一度ピークを迎えて再度上昇し
　た場合は継続して上昇する

図 15　RNN による株価の予測

過去の株価の変動を調べると，上がったり下がったりするパターンがあります．この変動パターンを学習していくと，ピークを迎えた後に少し下がるとその後には急に上がるパターンがもっとも確からしいと推定されます．この学習の結果より，新たな株価の変動を見たときに同じパターン（ピークを迎えた後にいったん下がる）が出てきたときには，「株は上がるので，ここで買おう！」と判断するわけです．

　この再帰的な構造により，時系列データの過去の情報を繰り返し学習することで，変化の特徴を学習するのです．その特徴量をもとに，順伝播型ニューラルネットワークを用いて，現在の入力データから将来の変化値を予測するのです（図 15 下段）．RNNも CNN と同様に，2 段階になっています．つまり，第一段階で時系列変化の特徴量を抽出した後に，順伝播型ニューラルネットワークを用いて，将来の変化を予測するのです．

4-2　RNN の自然言語処理への応用

　RNN は，機械翻訳や対話システムなどの言語処理にも応用されています．単語や文の並びに時間的な関係があるため，RNNを用いて処理を行うことができるのです．

　例えば，文章の予測モデルを考えてみましょう．RNN では，

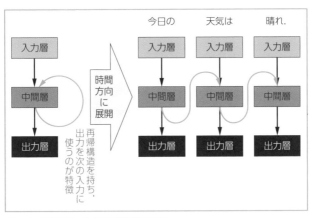

図 16　RNN による自然言語処理

文章の最初の単語を入力し，それに対応する出力を得ます．その出力は，次の単語の予測にも使われます．具体的には，前の単語の出力と現在の入力が結合され，次の出力が生成されます．この出力は，次の単語の予測に再び使われ，このプロセスが文章の終わりまで続きます（図 16）.

4-3 トランスフォーマー（Transformer）アーキテクチャの出現

　最近の深層学習の進展により，トランスフォーマー（Transformer）アーキテクチャと呼ばれる深層学習モデルが開発され，自然言語処理が飛躍的に向上することになりました．第 5 章でふれる ChatGPT にもトランスフォーマーアーキテクチャは搭載され，ChatGPT の対話の文脈理解，柔軟な応答生成，長文処理，一貫性のある生成など，生成 AI モデルの高度な能力を支えています．
　Transformer が登場する以前の RNN などによる自然言語処理では，基本的に文章は時系列問題として取り扱われていました．つまり，入力を記憶として保持しながら，現時点の入力値と合わせて，現時刻の値と過去の情報を組み合わせて将来の値を予測するものでした．

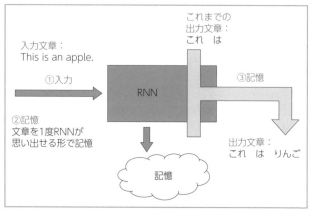

図 17　文書を時系列問題として処理する RNN

88002-931 JCOPY

このことを図 17 で説明しましょう．従来の RNN では入力された文章を一度，記憶を保持する空間に配置し，その記憶情報をベースに翻訳をします．

　翻訳タスクでは入力された文章を意味のある単位（単語）ごとに分割し，単位ごとに翻訳していきます．「This is an apple.」を一気に「これはりんごです.」に変換するのではなく，最初に「This is an apple.」から「これ」と出力し，次に「This is an apple.」と今までの出力文章「これ」から「は」を出力します．これを最後まで連続して行うことで「これはりんごです.」に変換します．

　このように RNN では「記憶」するような形で入力文章を一度覚えてから，文章を翻訳します．しかし，文章が長くなってしまうと覚えきれず，最初の部分の情報が失われたり，詳細な部分で情報の欠損が発生してしまうため翻訳がうまくできなくなるのです．

　この問題を解決するために Transformer が開発されました．Transformer は注意機構（Attention Mechanism）と呼ばれるニューラルネットワークの仕組みを導入し，文章の各ワード（文章の区切り単位）の前後間の関係性に注目しつつ値を予測するモデルなのです．つまり，特定の情報に「注意」を集中させることにより，言語データの処理を効率化し，文脈的な関係をより理解しやすくするのです．

　注意機構を有する Transformer では意味のある単位ごとの「塊」の前後間の関係性を見ているのです．つまり，注意機構では入力された単語間の関係性に注目して翻訳タスクを実行します．入力された文章の「This is an apple.」と出力文章「これ は」から次に来る単語として最もふさわしい単語を推定します．注意機構によって「これ は」の次には名詞が来るだろう，入力文章に「apple」が存在するから次は「りんご」だろうといった推定が行われています．最終的には「これ は りんご です.」となるのです．

　以上のように，Transformer では単純に記憶として入力文章を保存するのではなく，単語単位の前後の関係性を学習しているのです．入力文章と出力途中の文章から次にふさわしい単語を推定することで文章を作成するのです．

第 5 章

臨床医のための ChatGPT

　「ChatGPT」は，AI 技術の進展における重要なマイルストーンです．本章では，医療従事者にもわかりやすく，数式を使わずに ChatGPT について解説します．ChatGPT は生成型 AI の一例で，自然言語処理（NLP）を用いて人間のような会話を生成する能力を持ちます．その核心技術は「Transformer」というモデルに基づいており，これにより高度なテキスト理解と生成が可能になっています．

　ChatGPT の使い方は多岐にわたり，医療分野では，情報提供や診断治療のアシスタントとしての活用が期待されています．しかし，現在の ChatGPT には問題点も存在し，その使用には注意が必要です．AI リテラシーの重要性が強調される中，ChatGPT の進化と可能性は計り知れないものがあり，今後さらなる発展が予想されます．

5-1　生成 AI とは？

　ChatGPT は生成 AI の一種です．生成 AI は英語で「Generative AI」と言います．「生成」とは，新しいものを作り出すことを指す言葉です．つまり，生成 AI とは，新しいデータや情報をコンピュータが自動的に作り出す技術やシステムを指します．具体的には，文章や画像などのコンテンツを自動的に生成することができる AI のことを指します．生成 AI は，「人間のように」与えられた情報やデータから新しいものを創り出す力を持っているのです．

　ChatGPT の「GPT」は，「Generative Pre-trained Transformer」の略です．「Generative」は上述の「生成」を表していますが，「Pre-trained」とは，「事前に訓練された」という意味です（2-5 参照）．この用語は，機械学習や人工知能の文脈でよく使われます．事前学習とは，一般的なパターンや特徴をモデルに教えるプロセスです．そして，そのモデルは，新しいタスクを行う際に，その事前学習された知識を利用して効率的に学習できるようになります．

　では，どれだけの事前学習がされているかというと，GPT-3（ChatGPT もその一種です）は，なんと 1 兆語以上！のテキストデータを使用して事前に学習されているのです．この大量のデータを利用して，文章の文法や意味，一般的な知識を理解することができるようになっています．この事前学習によって，GPT-3 はさまざまな言語タスクで高い性能を発揮し，自然な文章の生成や理解が可能となっています．現在（2024 年 3 月）の時点でChatGPT は GPT-4 に進化し，より高度な言語理解と生成能力をもち，優れたパフォーマンスを提供できるようになりました．今後，ChatGPT はさらに進化するものと思われます．

5-2　ChatGPT の構造と仕組み

　ChatGPT はどのようにして大量のデータを学習して文章の文

法や意味，知識を理解するのでしょうか？

　ChatGPT の重要な技術は，第 4 章で紹介した「自然言語処理（NLP）」と「Transformer」アーキテクチャの 2 つです．

　NLP は，人間の言葉や文章をコンピュータが理解し，生成，解析，翻訳などを行うための基盤技術です．例えば，みなさんが使っているスマートフォンの音声アシスタント（Siri や Google アシスタントなど）や，チャットボットがそれに当たります．これらは，私たちの話す言葉を聞いて，それに適切な答えを返してくれるのです．

　Transformer アーキテクチャも ChatGPT において極めて重要です．Transformer は，NLP タスクにおいて大きな進歩をもたらしたモデルのアーキテクチャであり，自然言語の関係性や意味を効果的に捉えるための仕組みを提供します．

　このように，NLP と Transformer アーキテクチャは，生成 AI の基盤技術として非常に重要であり，その組み合わせによってコンピュータが人間のような文章を生成し理解することが可能になっているのです．次項では，自然言語処理（NLP）と Transformer アーキテクチャについてもう少し詳しく説明します．

5-3　自然言語処理（NLP）の仕組み

　自然言語処理（NLP）は，コンピュータが人間の言葉を理解し，処理するための技術です．私たちが普段使っている言葉や文章は，私たちの意思や情報を伝えるための手段ですが，コンピュータが最初から人間の言葉をそのまま理解することは難しいです．なぜなら，言葉には文法や意味，さらには微妙なニュアンスが含まれているからです．NLP は，このような言葉や文章の難しさをコンピュータが理解できる形に変換するための方法を開発する技術です．

　NLP の主なステップは次のようになります．

1) テキストの理解

コンピュータは，まず言葉や文章の構造や文法を理解します．これには，単語の並びや句の関係を解析することが含まれます．

2) 意味の解釈

次に，コンピュータは言葉の意味を理解しようとします．単語ごとの意味だけでなく，文脈による意味の変化も考慮します．例えば，同じ単語でも文脈によって意味が変わることがあります．

3) 情報の抽出

コンピュータは，文章から重要な情報を取り出すことができます．例えば，文章から特定の事実や数字を抽出したり，人名や場所の特定を行ったりできます．

4) テキストの生成

これは単に文章を作成するだけでなく，人間のように文章を作成できることを意味します．そこには，質問に答えたり，説明文を書いたりすることも含まれます．

このようなNLPの技術は，多くの実用的な応用があります．例えば，検索エンジンが私たちの質問に適切な回答を見つける際にNLPを使用したり，機械翻訳で異なる言語間のテキストを自動的に翻訳する際にも使われたりします．また，感情分析や要約生成，文章の分類などもNLPの一環です．

5-4 Transformer の仕組みと応用

「Transformer」とは，コンピュータが言葉や文章を理解し，生成するのに使われる特別な仕組みです（4-3）．繰り返しの説明になりますが，4-3ではより原理的に，ここでは文章でわかりやすく仕組みと応用について解説していきます．

この仕組みを使うと，コンピュータが言葉の意味や文法を理解

88002-931 JCOP

して，自然な文章を作ったり，翻訳したりすることができるようになります．

　では，Transformerの役割を実際の会話の中で考えてみましょう．まず，あなたが友達と会話をしている場面をイメージしてみてください．友達が言ったことを聞いて，それに適切に返事をするためには，言葉の意味や文脈を理解しなければなりません．Transformerも同じようなことをするのです．

　つまり，Transformerは，文章や言葉を少しずつ分けて，それぞれの部分の意味を理解しようとします．そして，それらの部分の意味を合わせて全体の意味を作ります．友達の言葉を1つ1つ聞き取って，それらを組み合わせて会話を理解するイメージです．

　また，4章でもふれた注意機構（Attention Mechanism）ですが，これは言葉や文章の中で単語同士の関係性を理解するための仕組みです．まるで人間が文章を読むように，コンピュータも言葉同士のつながりを知ることができるのです．

　例えば，文章「犬は散歩が好きです．」を考えてみましょう．この文章には「犬」「散歩」「好き」という単語があります．注意機構は，それぞれの単語がどれだけ関係しているかを計算します．

　この計算は，まるで友達同士の関係を考えるような感じです．もし「犬」が「散歩」と深い関連があるとしたら，注意機構はその関連性を強調します．そうすることで，コンピュータは単語同士の意味を理解し，文章全体の意味をつかむことができるのです．

　また，注意機構は，計算の仕方にコツがあります．それぞれの単語が「クエリ（Query）」「キー（Key）」と「バリュー（Value）」という情報を持ち，この情報を使って関連性を計算します．計算された関連性に基づいて，正しい情報を抽出して文脈を理解することができるのです．このように，注意機構は文章内の単語同士の関係性を計算して，文章の意味を理解する手助けをしてくれる大切な仕組みなのです．

　要するに，Transformerは，大量の文章データを使ってトレーニングされ，言語のルールや意味を学ぶものだということです．そして，学んだ知識を使って文章を作成したり，質問に答えたり

することができます．このしくみは，翻訳や会話する AI，要約を作る AI など，多くのタスクで活用されています．

5-5 ChatGPT の使い方

ChatGPT は Web（https://chatgpt.com/）にアクセスすることで使用できるようになります．

ステップ1 テキストボックスにメッセージ（質問など）の入力
ウェブページ上に表示されているテキストボックスに，最初のメッセージを入力します．例えば，「認知症について教えてください」と入力します．

ステップ2 メッセージの送信
エンターキーを押すか，送信ボタンをクリックしてメッセージを送信します（図 18）．

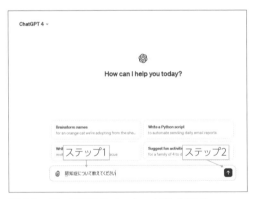

図 18 ChatGPT のメッセージ入力画面

ステップ3 ChatGPT からの回答
ChatGPT はあなたの入力に対して応答を生成し，ウェブページ上に表示されます．例えば，先ほどの質問に対して，以下のような応答が表示されるかもしれません．

88002-931 JCOPY

ChatGPT の回答：

「もちろんです！認知症は，脳の機能が損傷し，思考力，記憶，判断力，理解力などの認知能力が減退する状態を指します．高齢者によく見られる疾患であり，慢性的かつ進行的な病態変化が特徴です．以下に認知症に関する基本的な情報を提供します．

主な種類と症状：

認知症にはいくつかの種類があり，最も一般的なものには以下のようなものがあります．

アルツハイマー型認知症（アルツハイマー病）：記憶障害，混乱，判断力の低下などが特徴です．症状は徐々に進行し，日常生活に大きな影響を及ぼします．

レビー小体型認知症：視覚的幻覚や運動症状が顕著な場合があります．思考の落差や注意の変動，記憶の問題も見られます．

前頭側頭葉変性症：思考力，社会的行動，情緒のコントロールに影響を及ぼし，社会的な振る舞いの変化がみられます．

脳血管性認知症：脳卒中や脳血管疾患が原因で脳組織が損傷し，それに伴って認知能力が減退する状態です．

など，さまざまな種類があります．

原因とリスクファクター：

認知症の原因は多岐にわたり，遺伝的要因，生活習慣，環境要因などが関与しています．高齢や家族歴，高血圧，糖尿病，喫煙，肥満などが認知症のリスクを増加させる要因とされています．

診断と治療：

認知症の診断は，病歴，身体検査，神経心理学的評価，画像検査（MRI や PET など）などを通じて行われます．治療法は特定の認知症によって異なりますが，症状緩和や生活の質向上を目指すものが多いです．薬物療法や認知症患者のケアに特化した介護，リハビリテーションが一般的です．

予防とケア：

健康的な生活習慣（バランスの取れた食事，適度な運動，精神的な活動），心身の健康管理，認知訓練，社会的な交流などは，認知症のリスクを低減するのに役立ちます．

認知症は深刻な状態であり，患者やその家族にとって大きな負担

をかけることがあります．早期の診断や適切なケアが重要です．
医師や専門家の助言を受けながら，個々の状況に適したアプロー
チを検討することが大切です．」

かなり詳しく，また正確に回答されるのがわかります．

ステップ4 コメントの追加
先ほどの回答に対して追加のコメントをする場合，ChatGPTの
回答に対して返信を入力します．例えば，「もっと簡単に説明し
て」と入力し，エンターキーを押すか，送信ボタンをクリックし
て送信します．すると次のような回答が返ってくるかもしれませ
ん．

ChatGPTの回答：

もちろんです！認知症を簡単に説明します．
認知症とは何か？
認知症は，脳の働きが弱くなり，考える力や記憶，判断力がだん
だん悪くなる状態です．普段の生活が難しくなることがあります．
認知症の主な症状
ものを忘れたり，物事を覚えにくくなること
言葉が出てこなかったり，言葉が通じにくくなること
人々や場所を認識しづらくなること
正しい判断が難しくなること
認知症の原因とリスク
年をとることや家族に認知症の人がいることがリスクになること
がある
健康を気にかけることや頭を使うことが予防になる
認知症の診断と治療
医者が話を聞いて，テストをすることで認知症を診断できる
薬やリハビリテーション（トレーニング）で症状を和らげること
ができる
認知症の予防とケア

88002-931 JCOPY

健康な食事を心がけること
運動をすること
脳を使うこと（パズルや読書など）
人と話すことや社会活動をすること
認知症は本当に深刻な問題で，その人自身や家族に影響を与えま
す．早めに医者に相談したり，健康な生活を心がけたりすること
が大切です．

　このように，テキストボックスを通じて ChatGPT と対話する
ことができるのです．会話はターンごとに進行し，前のメッセー
ジや回答がコンテキストとして保持されます．さらに，システム
メッセージを使用して対話の進行方向を指示することもできま
す．ただし，具体的なプラットフォームやアプリケーションに
よって対話の方法や機能が異なる場合がありますので，各プラッ
トフォームの提供するガイドラインやヘルプを確認してください．

5-6　ChatGPT の活用

　ChatGPT を使い始めると，「こんなこともできるのか！」と驚
いてしまうことが多々あります．
　まず，文章の生成です．先ほど一例として挙げた医学的な記事，
レポートの作成や文章の要約など，さまざまな種類の文章を生成
する手助けをしてくれます．
　ChatGPT は言語翻訳には優れた能力を発揮します．特に，英
文の翻訳は従来の翻訳ソフト（例えば，Google 翻訳）よりかな
り優れています．ネイティブの英語教師も ChatGPT の翻訳力を
認めています．
　さらに，ChatGPT を使うと大量の英文抄録をまとめて日本語
に翻訳してくれます．例えば，ある分野の最近の研究内容を知り
たい場合，PubMed で Abstract をテキストファイルにダウン
ロードして，5つ程度の Abstract を ChatGPT のテキストボッ
クスにコピーします．そして，最後に「日本語に訳して」と入力

してエンターキーを押すか，送信ボタンをクリックして送信すると，すぐに Abstract の和訳文がまとめて表示されます．さらに，「短く要約して」とテキストボックスに再度入力して送信すると，すぐに要約文が送られてくるのです．近年，さまざまな専門分野において多くの論文が出版されており，それらについて効率的に最新の知識を得るために，ChatGPT を活用することは有効だと思います．

5-7　ChatGPT の医療分野での応用

　ChatGPT は医療分野でさまざまな応用が考えられます．以下にいくつかの例を挙げてみましょう．

1) 診断，治療の補助

　ChatGPT に症状や検査データを入力すると，診断のアドバイスをしてくれます．例えば，血液データを入力すると，どのような病態や診断が考えらえるのか提案してくれるのです．また，特定の薬物や治療法に関する情報や，薬物同士の相互作用や副作用に関する情報も教えてくれます．さらに，治療法についても提案してくれます．あたかも医師仲間と相談するように，相談したい内容を入力すると答えが返ってくるのです．

　しかし注意が必要です．ChatGPT は基本的にネット上のテキストデータに加えて，書籍，文学作品，専門書，学術論文などの公に利用可能なテキストから学習しています．また，オンラインフォーラムや Q&A サイトのテキスト情報も学習しています．しかし，それらの情報がどこまで信頼できるのかについては注意が必要です．ChatGPT には学習する情報が医学的に正しいかどうかは判断できないので，誤った医学的情報を学習している可能性があるのです．ChatGPT によるアドバイスに基づいて，医療，医学分野における最終的な判断は医師や医療従事者が責任をもって行うことが必要です．

2) 学術活動の支援

　学会発表の準備や論文を執筆する時にも ChatGPT は大いに役立ちます．ChatGPT に研究や発表内容について質問すると直ちに答えが返ってきます．また論文の英訳や和訳は，Google 翻訳よりも上手にしてくれます．その他にも，「この文献を何字以内にまとめて欲しい」「このテーマの論文の Introduction を考えて欲しい」というと，すぐに回答してくれるのです．まるで知識が豊かな共同研究者が 1 名加わったような気がすることがあります．ただし，回答文章の言い回しには不自然な部分もあるので，自分の言葉に修正する必要があります．

3) セルフメディケーションのサポート

　最近では，医師の診察を受けずに，個人が自分自身の健康管理を行うセルフメディケーションが流行っています．ChatGPT を使うことにより，生活習慣や食事，運動に関するアドバイス，さらには自身の症状から診断治療のアドバイスをもらうことができます．痛み止め，風邪薬，アレルギー薬，胃腸薬など処方箋なしで購入できる OTC 薬があるので，ある程度の治療も行うことができます．ただし上述のように，ChatGPT を用いて自己診断をするには限界があるので，医師の診断を受けることが大切です．

　今後，ChatGPT の進化に伴い，医療分野での応用範囲はさらに拡大していくと考えられます（5-10 ChatGPT の進化と可能性，参照）．

5-8　現在の ChatGPT の問題点

　ChatGPT が公開されて以来，生成 AI の学術論文への使用に関して大きな議論となっています．ChatGPT は便利な反面，次のような問題点があります．

1) 情報の信頼性と正確性

生成 AI による情報は大量のデータから学習して生成されたものであり，必ずしも正確な情報を提供するわけではありません．特に学術論文の場合，正確な情報と信頼性のある引用が求められるため，生成 AI が提供する情報の正確性を慎重に検証する必要があります．

2) 盗用のリスク

生成 AI を使用して生成された文章が他人の著作物と酷似してしまう可能性があり，盗用の問題が発生する可能性があります．学術論文では，他の著作物からの引用や参考文献の正確な記載が求められるため，盗用のリスクを避けるための対策が必要です．

3) 専門知識の欠如

生成 AI は幅広いトピックに対応できる一方で，専門的な分野においては正確な専門知識を持たないことがあります．学術論文では，専門分野の知識が不可欠なため，生成 AI が提供する情報が正確かつ専門的なものであるかを確認する必要があります．

5-9 ChatGPT の使用に対する規制

これらの生成 AI の問題点から，学術誌によっていろいろな規則が決められています．例えば，次のような規約があります．

①ChatGPT などの生成 AI は著者として研究論文に掲載することはできない．

実際，ChatGPT を著者に入れた論文が発刊されたこともあるのです（図 19）．

②生成 AI を使用する研究者は，Method または Acknowledgements に，その使用を記載しなければならない．

③著者が生成 AI や AI 支援技術を使用する場合，これらの技術は読みやすさや言語を改善するために使用すべきである．

88002-931 JCOPY

Performance of ChatGPT on USMLE: Potential for AI-Assisted Medical Education Using Large Language Models

Tiffany H. Kung, Morgan Cheatham, ChatGPT, Arielle Medenilla, Czarina Sillos, Lorie De Leon, Camille Elepaño, Maria Madriaga, Rimel Aggabao, Giezel Diaz-Candido, James Maningo, Victor Tseng

doi: https://doi.org/10.1101/2022.12.19.22283643

Now published in *PLOS Digital Health* doi: 10.1371/journal.pdig.0000198

図 19　ChatGPT を著者に入れた論文
著者の 3 番目は ChatGPT になっている.

5-10　ChatGPT の進化と可能性

　ChatGPT のような生成 AI は今後どのように進化し, 臨床医にとって役立つツールとなるのでしょうか？

　臨床医学分野における生成 AI の進化と可能性は, 医療の向上や効率化, 患者ケアの質の向上など多くの側面で期待されています. 以下に, その進化と可能性についていくつかのポイントを挙げてみましょう.

1) 医療知識の補完とサポート

　生成 AI は, 医療従事者に対して最新の医療知識や治療ガイドラインを提供する役割を果たす可能性があります. 医師や看護師が臨床判断を下す際に, データベースからの情報や文献を自然な言葉で尋ねることができることで, 迅速かつ正確な判断をサポートできます.

　この時大切なのは, 医療従事者と AI が自然に対話できることです. 実際, 生成 AI は人間との自然な対話を実現するために進化しています. 過去のモデルよりもより流暢でコンテキストを理解し, 適切な返答を生成する能力が向上しています. これにより, 医療従事者は AI との会話をより自然でスムーズなものと感じることができるようになるでしょう.

2）診断と治療支援

　生成 AI は，患者の症状や検査結果に基づいて診断や治療提案を行う際に，医療従事者をサポートします．症状の解釈や治療法の選択肢を提供し，個別の症例に合ったアドバイスを提供することで，正確な診断と効果的な治療が行える可能性があります．

　近年の生成 AI は，単に一般的な対話を行うだけでなく，ユーザーの個別の要望や特性に合わせて対話をカスタマイズできるように進化しています．この進化の流れは，医療分野においても大きな変化をもたらすことが期待されます．

　将来的には，医療の最新情報や技術を学習した生成 AI が登場することでしょう．これにより，外来診療から病棟，ICU，手術室など，医療のさまざまな現場で，まるで優れたスーパーバイザーがそばにいるかのような状況が実現する可能性があります．

　生成 AI は，医療従事者に対して適切な指示やアドバイスを提供し，臨床判断のサポートを行うことができるでしょう．病状の解釈，診断，治療提案など，専門的な知識をもとにした意思決定のプロセスにおいて，高度な支援を提供するのです．

3）電子カルテとの統合

　生成 AI は，電子カルテと統合して，患者の過去の医療履歴や治療経過を理解し，継続的なケアをサポートすることができるようになるでしょう．これにより，患者の状態の変化やリスクを早期に検出し，適切な対応が可能となります．

4）患者とのコミュニケーション向上

　生成 AI は，患者とのコミュニケーションを向上させる役割を果たします．患者が症状や治療に関する質問をする際に，専門的な知識を持つ AI が的確な情報を提供し，患者の理解を助けることができます．

　最近の生成 AI は，複数の言語に対応できるようになっています．これにより，異なる国や地域の人々ともコミュニケーションを取りやすくなり，意思疎通の困難を軽減する役割を果たす可能

88002-931 JCOPY

性があります．今後ますます増加が予想される外国人患者とのコミュニケーションの向上に大いに役立つでしょう．

以上のように，生成 AI は臨床医学分野において医療従事者の支援や患者ケアの向上に大きな可能性をもたらすことが期待されています．医療知識の提供，診断支援，電子カルテの活用，患者コミュニケーションの改善など，多岐にわたる側面での活用が考えられます．

5-11 AI に使われないために：AI リテラシーの重要性

医療分野において，AI が有益な役割を果たす一方で，AI の発展に伴って人間が「AI に使われる」「AI に支配される」という危険性が指摘されています．

この問題は医療従事者にも起こりえることです．私たち医療従事者の役割や専門性を保持するためには，どうすれば良いのでしょうか？

1) 教育とスキルの向上

医療従事者には AI 技術に対する理解とスキルが求められます．AI の基本的な原則や動作原理，限界などを理解し，AI を適切に活用できるような教育とトレーニングが重要です．

2) サポートとしての AI の位置付け

AI を医療従事者のサポートツールとして位置づけることが重要です．AI は診断のサポートやデータの分析などで活用され，医療従事者の判断を補完する役割を果たすことを明確にする必要があります．

3) コミュニケーションと人間的側面の強調

AI はデータ解析や診断支援に役立つ一方，患者とのコミュニケーションやエンパシー，人間性といった点は AI では代替でき

ない重要な要素です．医療従事者がこれらの人間的な側面に重点を置くことが求められます．

4）AI の限界とリスクの認識

　医療従事者は AI の利点だけでなく，その限界やリスクも認識する必要があります．AI の出力内容が誤っている可能性を認識しておくことが重要です．また，AI は特定の状況での適切な判断が難しいことがあります．例えば，個々の患者は異なる体質や生活環境を持っており，同じ症状でも原因や治療法が異なることがあります．また，複数の症状を持つ場合，それらの症状がどの疾患に関連するかを特定することは難しいことがあります．AI は過去のデータを元にして診断するため，新たな複雑な病態に対応するのが難しいことがあるのです．

　これらの原因により AI による誤った生成結果により医療従事者が患者に対して不利益を与えた場合，その責任は AI ではなく医療従事者に帰属するでしょう．

　以上の 1）〜4）を達成するためには，医療従事者，技術者，エンジニア，倫理専門家など，さまざまな関係者が継続的に対話し，AI 技術の導入に関する意見交換や調整を行うことが重要です．

　このような議論に参加するためにも「AI リテラシー」が必要なのです．医師などの医療従事者も AI に関する最低限のことを身に付ける必要があります．本書の目的は，まさしくこのためにあるのです．

88002-931 JCOPY

いまさら聞けない AI 用語

　日常的に使用する AI 用語の中には，なんとなく使っているけれども，その意味を十分に理解していないものがあります．そんな用語の中から，特に知っておくと良いものを選んで紹介します．医療関係者が AI を理解し，その応用を考える際や AI 研究者とコミュニケーションを取る際に役立つ用語をリスト化したものです．

アルゴリズム (algorithm)

　問題を解決するための手順や方法の一連を指します．アルゴリズムは通常，入力データを受け取り，それを一連のステップや命令に従って処理し，目的とする出力を生成する方法を記述します．アルゴリズムは一般的に高度な問題やタスクの解決に使用され，その実行には計算資源が必要です．例えば，ソートアルゴリズムは，一連のデータを並び替えるためのアルゴリズムの一例です．

アンサンブル学習 (ensemble learning)

　複数のモデルを組み合わせて予測結果を統合することで，より優れた予測性能を達成する手法．多数決や重み付けなどの方法で予測結果を統合します．例として「ランダムフォレスト」や「ブースティング」があり，これらは個別のモデルの弱点を補完し合って高い精度を達成します．

過学習 (overfitting)

　モデルが訓練データに過度に適合するため，新しい未見のデータに対する性能が低下する状態．訓練データや交差検証での評価では高い精度を示すが，未知のデータに対してはその性能が低下するため，モデルの汎用性や実用性が制限されます．

88002-931 JCOPY

感度 (sensitivity)

　再現率（recall）ともいい，実際の陽性データの中で，陽性と正しく予測されたデータの割合．偽陰性（陽性を誤って陰性と予測すること）の発生を低く抑えることが重要な場合に使用します．

計算式 (formula)

　数学的な式や数値計算の式を指します．計算式は通常，数値，変数，演算子などから構成され，特定の計算や数学的な関係を表現します．例えば，y＝2x＋3 は，x に特定の値を代入して y の値を計算する計算式です．

交差検証 (cross-validation)

　機械学習モデルの性能を評価するための手法の1つです．限られた数のデータでできるだけ正確にモデルの信頼性や精度を保証します．具体的には，データセットを複数の部分に分割し，そのうちの一部をテストデータとして使用し，残りの部分でモデルを訓練します．これを繰り返すことで，モデルの信頼性や精度を確認することができます．「k 分割交差検証」や「層化 k 分割交差検証」は，その代表的な手法として知られています．

最適化 (optimization)

　モデルの訓練中に損失関数の値を最小化すること．「勾配降下法」は，最も基本的で広く使用される最適化手法の1つであり，モデルのパラメータを調整して損失を減少させる方法を提供します．

正確度 (precision)

　陽性と予測されたデータの中で，実際に陽性だったデータの割合を示す指標．偽陽性（誤って陽性と予測されたもの）の発生を低く抑えることが重要な場合に参考になります．

精度 (accuracy)

　モデルが予測した結果が実際の答えとどれだけ一致しているかを示す指標．具体的には，正しく予測されたデータの数を全データの数で割ったものです．しかし，不均衡なデータセットでは，精度だけではモデルの実際の性能が適切に評価されないことがあります．このような場合，他の指標との併用やデータの前処理が必要となってきます．

損失関数 (loss function)

　モデルの予測がどれだけ正確かを測定する指標のこと．損失関数の値が低ければ低いほど，モデルの予測は正確になります．例として，「二乗誤差」や「クロスエントロピー」があり，これらはモデルの訓練中に最小化をめざすものとして使用されます．

データ拡張 (データオーギュメンテーション，data augmentation)

　訓練データを人工的に増やす方法．画像認識の分野では，画像を回転，拡大，縮小，反転させるなどの手法が代表的であり，モデルの汎用性を向上させ，過学習を防ぐのに役立ちます．

データセット (dataset)

　特定の研究や解析のために集められたデータの集まり．AIの分野でデータセットは多くの場合，トレーニングデータとテストデータに分けられ，それぞれモデルの学習と評価に使用されます．各データポイントは1つ以上の特徴量を持ち，教師あり学習の場合，ターゲットラベル（期待される出力や答え）として知られる教師データを有しています．

特異度 (specificity)

　実際の陰性データの中で，陰性と正しく予測されたデータの割合．偽陽性を低く抑える際に参考になる指標です．

特徴量 (feature)

　データセット内の個々のデータポイントを表現するための変数や属性．これはデータの観測値や測定値のことであり，モデルが学習や予測を行う際の入力として使用されます．例えば，医療では，患者の年齢や体重，血圧などの情報が特徴量として考えられます．適切な特徴量を選択することは，モデルの性能向上において非常に重要です．

ハイパーパラメータ (hyperparameter)

　機械学習モデルの学習プロセスを制御するためのパラメータです．モデルが訓練データから自動的に学習する「パラメータ」とは異なり，ハイパーパラメータは通常，学習開始前に人が設定するもので，学習プロセスそのものやモデルの複雑さを調整する役割があります．

88002-931

バッチ学習 (batch learning) とオンライン学習 (online learning)

バッチ学習は，すべての訓練データを使用して一度にモデルを訓練する手法．一方のオンライン学習はデータを連続的に受け取りながらモデルを更新していく方法であるので，リアルタイムのデータストリームがあるときに対応することができます．

ホールドアウト検証 (hold-out validation)

データセットを学習用と評価用（テストデータ）に分け，学習後のモデルを評価用データで検証する方法です．学習用データでの性能評価や交差検証で高い精度を示しても，それが新しい状況や変動に対して同じ性能を維持する保証はありません．このため，未使用のテストデータでの評価は，モデルの真の汎化能力を把握する上で欠かせないステップとなります．

モデル (model)

現実のシステムやプロセスを抽象化し，それを数学的に表現する方法です．通常，複数の計算式や方程式，パラメータ（変数），ルールなどで構成されます．モデルはシミュレーション，予測，理解，設計などの目的で使用され，特定の現象やプロセスを説明したり，予測したりするために使用されます．例えば，物理学のモデルでは，運動方程式やエネルギー保存の法則などの計算式を含むことがあります．

API (application programming interface)

ソフトウェアやプログラム，Web サービス間で情報をやり取りするための規則やプロトコルのセットです．API は，異なるソフトウェアやシステムが互いに通信し，機能を共有するための「架け橋」の役割を果たします．

DX (digital transformation)

デジタル技術を活用してビジネスや日常生活のさまざまな側面を変革し，効率化や改善を図るプロセスです．医療分野における DX とは，医療サービスや業務をデジタル技術を用いて改善し，効率化するプロセスです．これにより，患者のケアの質の向上，コスト削減，アクセスの容易さ，医療の効率化などが期待されます．例えば，患者の健康記録や臨床データなどのビックデータを AI で分析することで，病気の予防や早期発見，個別化された治療計画の策定が可能になります．

ROC 曲線と AUC (area under the curve)

　受信者操作特性（receiver operating characteristic：ROC）カーブは，偽陽性率に対する真の陽性率をプロットしたものであり，さまざまな閾値での分類モデルの性能を視覚的に評価するために使用される．AUC（曲線下の面積）は ROC カーブの下の面積を示し，モデルの全体的な性能を示す値として利用されます．AUC の値は 0 から 1 の間であり，1 に近いほどモデルの性能が良いことを示しています．

88002-931 JCOPY

●編著者プロフィール

酒谷　薫　SAKATANI Kaoru

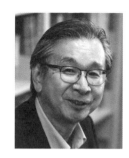

東京大学
高齢社会総合研究機構
大学院新領域創成科学研究科人間環境学専攻
特任研究員（前特任教授）

医学博士，工学博士
脳神経外科専門医
認知症など脳疾患の診療を行いながら
人工知能の研究開発に従事

略歴
2019 年　東京大学大学院新領域創成科学研究科 特任教授
2012 年　日本大学工学部 教授，次世代工学技術研究センター長
2003 年　日本大学医学部脳神経外科学系 教授
1995 年　北京日中友好病院・国際協力機構（JICA）専門家
1990 年　Yale 大学医学部神経内科・客員助教授（兼任）
1989 年　New York 大学医学部脳神経外科 助教授
1981 年　大阪医科大学医学部医学科卒業

受賞
日本医師会医学研究奨励賞（2010 年）

学会
日本光脳機能イメージング学会 副理事長
日本中医薬学会 理事長
日本統合医療学会 理事
ISOTT 会長（2023 年度）

●共同執筆者プロフィール

大山勝徳　OYAMA Katsunori

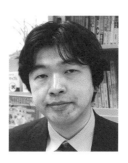

日本大学
工学部情報工学科
准教授

工学博士
ヒューマンコンピューティング（サービスユーザの
意図変化や状況の認識），
ディジタルヘルス，機械学習とオントロジーに関する
研究に従事

略歴
2014 年　日本大学同大学工学部情報工学科　准教授
2011 年　日本大学工学部情報工学科　助教
2007 年　日本大学大学院工学研究科情報工学専攻　博士課程修了後
　　　　　米アイオワ州立大学客員研究員
2000 年　日本大学工学部情報工学科卒業

受賞
IEEE TCSVC Outstanding Service Award（2022 年）

唐子　顕児　KARAKO Kenji

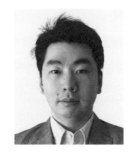

東京大学
東京大学医学部附属病院
肝胆膵外科・人工臓器移植外科
助教

人間環境学博士
主に AI の医療への応用研究に従事

略歴
2024 年　東京大学医学部附属病院　肝胆膵外科・人工臓器移植外科　助教
2021 年　東京大学大学院新領域創成科学研究科人間環境学専攻　特任研究員
2021 年　東京大学大学院新領域創成科学研究科人間環境学専攻　修了

© 2024　　　　　　　　　　　　第 1 版発行　　2024 年 7 月 31 日

臨床が変わる！　医療 AI シンプル・レクチャー・ブック

| 検　印 |
| 省　略 |

（定価はカバーに
表示してあります）

編著者　　　　酒谷　　薫

発行者　　　　林　峰　子
発行所　　　株式会社 新興医学出版社
〒113-0033　東京都文京区本郷6丁目26番8号
電話　03（3816）2853　　　FAX　03（3816）2895

印刷　三報社印刷株式会社　　　ISBN978-4-88002-931-3　　　郵便振替　00120-8-191625